Dr. med. Hans Jörg Norden

Praxistipps für den Alltag aus Homöopathie und Naturheilkunde

Dr. med. Hans Jörg Norden

Praxistipps für den Alltag aus Homöopathie und Naturheilkunde

Rediroma-Verlag

Bibliografische Information der Deutschen Nationalbibliothek:
Die Deutsche Nationalbibliothek verzeichnet diese Publikation in der Deutschen Nationalbibliografie; detaillierte bibliografische Daten sind im Internet über http://dnb.ddb.de abrufbar.

ISBN 978-3-96103-384-3

Umschlagillustration: Julia Pfeifer / photocase.de

www.rediroma-verlag.de
6,95 Euro (D)

Inhaltsverzeichnis

Einleitung

Ich bin jetzt 73 Jahre alt, und ich finde, dass es Zeit ist, Wissen weiterzugeben.

Als ich mein Medizinstudium beendet hatte, hielt ich wie viele meiner Kollegen nichts von den alternativen Heilmethoden. Ich hatte Vorurteile wie Placebo, Kräutermixturen, keine Wirkung etc. Außerdem war man als Student mit dem Pflichtpensum schon überfordert und die Kurse über alternative Medizin waren freiwillig.

Während einer Praxisvertretung in einer Allgemeinpraxis mit Naturheilverfahren behandelte ich auch (wenn auch ohne Überzeugung) Patienten mit alternativen Methoden. Die Arzthelferinnen zeigten mir, wie was wie geht. Durch ein Schlüsselerlebnis wurde ich skeptischer und das war der Beginn, dass ich mich in verschiedenen Disziplinen alternativer Heilmethoden fortbildete.

Über 37 Jahre war ich in einer eigenen Praxis für Allgemeinmedizin tätig mit den Zusatzbezeichnungen Homöopathie und Naturheilverfahren und auch mit der Berechtigung, Ärzte in diesen Fächern auszubilden. Das heißt aber erst einmal gar nichts.

Die Homöopathie und die Naturheilkunde sind schwierige Heilkünste, denn sie erfordern viel Erfahrung und Feingefühl. Gute „Naturheilkundler" sind meistens schon ältere Therapeuten. Die Homöopathie war immer schon eine „Laienmedizin".

Der Vorteil der Homöopathie ist der, dass neben Mineralien und Pflanzen auch Giftstoffe, z.B. die Tollkirsche (Belladonna), tierische Substanzen, Schlangengifte oder Exkremente, z.B. die Ausscheidung des Wals (Ambra), in entsprechenden Verdünnungen zur Behandlung eingesetzt werden. Außerdem entfalten gleiche Substanzen völlig unterschiedliche Wirkungen wie z.B. die Kamille. In D6 oder D12 ist sie vorzüglich geeignet gegen Unruhezustände oder Schlafstörungen, wenn sie zum Typ passt. Das ist dann oft das Schwierige: das passende, individuelle und geeignete Mittel für den Menschen zu finden.

Wie elegant, aber auch „schwierig" die Homöopathie sein kann, möchte ich Ihnen an zwei Beispielen erläutern.

Beispiel 1: eine Mutter erscheint mit ihrem kranken Kind in der Sprechstunde. Das Kind leidet an einer chronischen Bronchitis. Im Laufe der Befragung, die in der Homöopathie sehr wichtig ist, ergibt sich dass das Kind eine Abneigung gegen Süßigkeiten hat. Außergewöhnlich für Kinder! Finden Sie nicht? Solche außergewöhnlichen Symptome weisen in der Homöopathie auf ganz bestimmte Mittel hin. Abneigung gegen Süßigkeiten ist das Mittel CAUSTICUM. Das führte dann auch zur Heilung.

Beispiel 2: ein Patient litt unter chronischer Verstopfung (Obstipation). Kein Mittel konnte befriedigend helfen. Bei der homöopathischen Befragung (Anamnese) gab der Patient an, dass er seit der russischen Gefangenschaft unter der Verstopfung litt. Der behandelnde Homöopath führte das auf einen Schock oder „Schreck" zurück und verordnete das Mittel OPIUM D6 (=Folgen von Schreck). Die Verstopfung wurde auf Dauer beseitigt.

Das sind die Höhepunkte, aber nicht der Alltag.

ABER in der Homöopathie gilt, was auch im Leben gilt. Sie können auf verschiedenen Wegen Ihr Zuhause erreichen, auf dem schnellsten Weg, aber auch der längeren Weg führt Sie heim.

Viele Wege führen nach Rom. So ist es etwa auch in der Homöopathie, es gibt nicht nur ein Mittel für ein Krankheitsbild sondern mehrere, die zum Erfolg führen. Nur das genau passende Mittel wird heilen (so wie ich es in den Beispielen oben beschrieben habe). Aber andere, passende Mittel helfen auch, es dauert länger und es bessert auf alle Fälle die Beschwerden.

Also bei dem Beispiel des Kindes mit der chronischen Bronchitis hat **CAUSTICUM** geheilt. Das Krankheitsbild hätte sich aber auch mit anderen „passenden" Mitteln gebessert.

Dogmatismus lehne ich ab. Die Schulmedizin ist Basis für mich. Ich würde nie eine eitrige Mandelentzündung oder einen Herzinfarkt homöopathisch behandeln. Da hat die Schulmedizin bessere und wirksamere Mittel. Aber ewig wiederkehrende Mandelentzündungen würde ich naturheilkundlich behandeln, auch wenn zwischendurch Antibiotika zu geben sind.

Im Laufe von Jahrzehnten habe ich aus der Praxis auch von anderen Homöopathen Erfahrungen und Tipps zusammengetragen und möchte diese weitergeben. Das sind vorwiegend homöopathische Tipps, Hinweise auf pflanzliche und Hausmittel, aber auch Akupunkturhinweise. Einige Tipps habe ich auch von Patienten erhalten wie z.B. das Ballistol oder die Empfehlung eines Schmiedes, der einrenkte und das perfekt beherrschte, oder die Frau, die Gürtelrose bespricht. Mich hat primär nie interessiert ob es wissenschaftlich bewiesen ist, sondern nur, ob es hilft oder weit über die Placeboannahme wirkt. Wer heilt, hat Recht, habe ich einmal in einem Artikel für eine Ärztezeitschrift geschrieben—diese Aussage hat mir bei einigen Kollegen Schimpf und Schande einbracht, aber das interessiert mich nicht. Tipps auch von Patienten habe ich natürlich gerne übernommen, wenn sie wirksam waren.

Grundsätzlich werden homöopathische Mittel ja nicht nach einer Diagnose verordnet wie in der Schulmedizin, sondern nach „ individuellen Befindlichkeiten“ des Patienten (Wärme/Kälte, Verschlimmerungen/Verbesserungen, Tageszeiten, Abneigungen etc.), den sogenannten Modalitäten. Also handelt es sich immer um eine individuelle Medizin und beinhaltet immer eine sehr umfangreiche und aufwendige Anamnese und Befragung.

Allerdings haben sich in den vielen Jahren in meiner Praxis einige Mittel und Anwendungspraktiken gezeigt, die bei entsprechenden Störungen bei etwa 70 bis 90% wirksam sind, allein auf die Diagnose hin. Ich nenne nur die, die diese Kriterien erfüllen. Es nützt nichts wenn ich hier Mittel nenne, die z.B. nur in 30% der Fälle wirksam wären.

Symptome, Beschwerden oder Krankheiten, die hier nicht genannt werden, können meiner Meinung nach durch einen erfahrenen Homöopathen oder Naturheilkundler individuell und ganzheitlich behandelt werden. Und darauf wird dann im Text hingewiesen.

Die angegebenen Mittel sind frei verkäuflich in der Apotheke zu erhalten bis auf **STRODIVAL** (dazu später mehr).

Einige meiner Hinweise und Tipps werden bei meinen Kollegen erbitterte Kritik auslösen. Das ist mir aber egal, da dieses Buch nicht zum Wohlgefallen der Kollegen, sondern für Patienten gedacht ist.

Ich habe auch kein Problem damit, einem Patienten einen guten oder erfahrenen Heilpraktiker zu nennen.

Übrigens kann auch die Augendiagnose wertvolle Hinweise geben.

Einen Arztbesuch kann dieses Buch natürlich nicht ersetzen. Jeder, der mit Achtung und Respekt mit seinem Körper umgeht, wird die Grenzen erkennen. Als Schulmediziner ist meine Basis die klassische Medizin und wer ihre Erfolge leugnet, ist dumm. Alternative Heilmethoden haben nie mit der Schulmedizin konkurriert. Sie sind gedacht als Ergänzung und Unterstützung. Viele Krankheiten in der Schulmedizin können behandelt, aber nicht geheilt werden, und das geht in einigen Fällen ohne Zweifel mit alternativen Maßnahmen.

Die Schulmedizin erklärt diese Phänomene mit Placebo-Wirkungen. Und wenn es so wäre? Na und! Aber es sind nicht immer Placebo-Wirkungen. Tiere heilen mit Homöopathie, Pflanzen kurieren mit Bachblüten – Placebo?

Wie nehme ich die Präparate und Mittel ein?

Was sollte ich beachten

Zur Einnahme: Lesen Sie den Beipackzettel der Präparate.

Das Grundprinzip der Homöopathie ist Gleiches mit Gleichem zu heilen. Zur Behandlung von Erscheinungen oder Symptomen reicht aber oftmals Ähnliches mit Ähnlichem. Ein Beispiel: Rattengift führt bei Vergiftung unter anderem zu Haarausfall. Ein mögliches Mittel bei Haarausfall wäre also Rattengift allerdings in stark verdünnter Form z.B. D6 oder D12. D-Verdünnungen sind Verdünnungen des Mittels 1:10 (ein Teil des Mittels und zehn Teile Milchzucker oder Alkohol, das wäre D1). Die D1 wird dann wieder 1:10 verdünnt und man erhält dann die D2. Die Überlegung ist dabei, dass der Körper auf Reize geringerer Dosierung besser reagiert als auf zu große Dosen, abgesehen davon ist die Homöopathie fast ohne Nebenwirkungen. Fast bedeutet, dass sehr selten allergische Reaktionen auftreten können.

Homöopathische Mittel gibt es als GLOBULI (Milchzucker), TABLETTEN, TROPFEN (alkoholische Lösungen). Kleinste Mengen sind 10,0 Gramm Globuli, 80 Gramm Tabletten, 20 ml Lösungen.

Kinder lieben Globuli.

ABER nicht alle Mittel sind als Globuli zu erhalten – als Tabletten schon, wenn Sie keine alkoholischen Lösungen möchten. Der wirkliche Alkoholgehalt in der Tropfenzahl ist sehr gering, die Tropfen brennen und können mit etwas Leitungswasser eingenommen werden.

Eine Dosis entspricht 5 Globuli, zwei Tabletten oder fünf Tropfen. 1-3x täglich eine Dosis.

Einnahme immer vor der Mahlzeit etwa 15 Minuten, im Munde zergehen lassen. Werden mehrere Mittel als tägliche Einnahme empfohlen, dann können sie zusammen genommen werden. Homöopathische Mittel werden im Wesentlichen über die Mundschleimhaut aufgenommen.

BEDINGUNG: Die Mittel müssen spätestens nach zehn Tagen Wirkung (nicht beschwerdefrei!) zeigen, sonst ist es nicht das richtige Mittel.

Wenn die Beschwerden besser oder verschwunden sind, wird nichts eingenommen.

HINWEIS: Auf den Präparaten der homöopathischen Mittel wird ein Verfallsdatum angegeben. Das wird vom Gesetz vorgeschrieben. Aus der Erfahrung der meisten Homöopathen verfallen die Mittel nicht.

TIPP: wenn Sie z.B. unter immer wiederkehrenden Beschwerden leiden wie HEUSCHNUPFEN, MIGRÄNE, ABSZESSE, GERSTENKÖRNER, HERPES etc. dann empfehle ich Ihnen jedes Mal beim Auftreten der Symptome wieder die Mittel zu nehmen. Sehr oft hilft es nicht beim ersten Mal, aber auf Dauer verliert sich die Störung – steter Tropfen höhlt den Stein.

Die nachfolgenden genannten Mittel sind rezeptfrei zu erhalten. **AUSNAHME IST STRODIVAL** (Herzmedikament), das sind aber eher „politische“ Gründe.

Noch ein wichtiger Tipp zu Tees:

Kaufen Sie unbedingt **BIO-TEES** aus sicherer Quelle.

Dazu folgende Geschichte. Einer Patientin hatte ich Kamillentee für ihre Beschwerden empfohlen. Nach einigen Tagen kam sie wegen andere Beschwerden wieder und berichtete, dass sie heftige Magen-Darm-Krämpfe bekommen hatte nach dem Kamillentee. Das kann ja eigentlich gar nicht sein mit Kamille. Ich erzählte das mittags unserem Apotheker. Der erklärte, dass es durchaus möglich sei. Die Kamille kam aus Ägypten und dort wird mit Insektiziden gespritzt, die hier verboten sind. Ein Bio-Kamillentee linderte die Beschwerden.

Ein Wort zur Akkupunktur:

Wenn, dann suchen Sie einen traditionell behandelnden Akkupunkteur auf (also meist einen Chinesen). Es sollte vorher eine **PULSDIAGNOSTIK** gemacht werden. Mit der Pulsdiagnose werden die „Zustände" des Patienten untersucht, und danach die Akupunkturpunkte bestimmt. Europäisch ausgebildete Ärzte behandeln oft nach vorgegebenen Akkupunkturschemata und nicht nach den Gesichtspunkten von Yin und Yang (chinesische Philosophie). Die Ausnahme ist die Ohrakkupunktur – dafür sind europäische Ärzte wesentlich besser geeignet.

Viele hier nicht genannte Heilmethoden können auch sehr hilfreich sein wie z.B. das Baunscheidt-Verfahren oder das Schröpfen. Ich persönlich habe aber zu wenige Erfahrungen damit.

Krankheitsbilder und ihre Behandlung

A

Abszess

Es betrifft die immer wiederkehrenden chronischen Vereiterungen, ob klein oder groß. Entweder wird der Abszess „reif“ und der Eiter kann sich entleeren, oder man verliert auf Dauer die Neigung zur Bildung von Abszessen, wenn man die Mittel über einen längeren Zeitpunkt nimmt.
Akute oder große Abszesse sollten Sie natürlich chirurgisch behandeln lassen.
2 Mittel: Tabletten **HEPAR SULFURIS D 6** und Tabletten **MYRISTICA SEBIFERA D 6** (sehr gut auch bei Nagelbetteiterungen=Panaritium)
Akut: stündlich im Wechsel je 1 Tablette oder 3x täglich1 Tablette von jedem Mittel.
Chronisch: 2x täglich je 2 Tabletten

Achillessehne

(siehe Sehnenscheidenentzündung)

Akne

MYRTILLOCACTUS D12, 1x5 Globuli pro Tag im täglichen Wechsel mit
SULFUR JODATUM D 6, 2x1Tablette pro Tag
Bei Eiterneigung können Sie kombinieren mit den unter Abszess genannten Mitteln.

Alkoholkater

Eher eine Befindlichkeitsstörung als eine Krankheit (Kopfschmerzen, Kreislaufstörungen, Übelkeit). 2 homöopathische Mittel zusammen nehmen: ½ stündlich 3 Globuli **Nux vomica D6** und 3 Globuli Globuli **Crataegus D 2**, 2 Stunden lang, danach, falls erforderlich, alle 6 Stunden.
Versuchen kann man auch vorm Schlafen 1x5 Globuli Nux vomica D 12 zu nehmen.

Allergien

(siehe auch unter Nahrungsmittelunverträglichkeiten)
In 60% hilft oder bessert: 2x täglich 1 Esslöffel Bio **SCHWARZKÜMMELÖL** über längere Zeit.
Eigenblutinjektionen mit 1 Ampulle **Acidum formicicum D12** (Ameisensäure) 2x in der Woche über 3 Monate. Gilt als Umstimmungsbehandlung. Die Eigenblutinjektion ist eine Leistung, die von den Krankenkassen bezahlt wird.
Ein geeigneter Homöopath kann auch ein individuelles Mittel bestimmen.

Altershaut

(siehe unter Hautfalten)

Anfälligkeit für Erkältungen

(siehe unter Infektanfälligkeit)

Angina Pectoris

(siehe unter Herzerkrankungen)

Angst

(siehe unter Prüfungsangst)

Arthrose/Arthritis

(siehe auch unter Gelenke)
Starke Zunahme der Gelenksbeschwerden, weil die Menschen heute älter werden, und auch durch die veränderte Lebensweise.
Ernährungsumstellung langfristig anzuraten! Mehr basische Lebensmittel, die die Übersäuerung des Körpers vermeiden. Im Wesentlichen geht es um mehr Obst, Salate, Gemüse und Kräuter. Ausführliche Listen im Internet.
Basisbehandlung mit einem Nahrungsergänzungsmittel: **MSM Pulver** (organische Schwefelverbindung), täglich 6 Gramm. Kombinieren können Sie das mit **GLUCOSAMIN-Pulver** (eine Zuckerverbindung), täglich 1500mg. Glucosamin kommt im Körper im Knorpel und Bindegewebe vor.
Injektionen mit **HYALORONSÄURE** in der Kombination mit **TROMBOCYTENREICHEM PLASMA** (nur durch kompetenten Orthopäden)= **ACP-Therapie** (Behandlung mit Autologem Conditioniertem Plasma = Autologes Thrombozyten-Konzentraten), schiebt den Gelenksersatz zeitlich hinaus. Bessere Beweglichkeit, weniger Schmerzen. Keine Krankenkassenleistung.
Gegen die Schmerzen versuchen Sie es mit **Weihrauch** Tabletten oder Kapseln (Weihrauch wirkt nachweislich antientzündlich).
Für die Arthrose hilft sehr gut: **Hagebuttenextrakt**, etwa 5 Gramm pro Tag und auch Extrakte aus Avocado und Soja.

LOKALE MASSNAHMEN:

Der eine oder andere Tipp kann mit Sicherheit eine deutliche Verbesserung der Beschwerden bewirken, auch beim Rheuma, Heilung meiner Ansicht nicht.
Salben: Teufelskralle, Arnica, Enelbin Paste, Traumeel ,

oft sehr wirksam auch Umschläge mit Ichtholan Salbe 50% über Nacht.
Bei Schwellungen sehr gut Umschläge mit **Weißkohl** (klein raspeln oder zerquetschen, bis Saft austritt, auf ein Leinentuch geben, um das Gelenk legen und mit Binde fixieren).
Auch Quarkwickel mit **Magerquark** auf einem Baumwolltuch kann bei Schwellungen Linderung schaffen.
Bewährt ist auch immer ein **warmer Heusack** (aus der Apotheke oder selbst gemacht) auf die schmerzenden Gelenke.

Augenerkrankungen

(siehe auch unter Gerstenkorn)
Erst zum Augenarzt, danach eventuell:
1. CONJUNCTISAN A Augentropfen: alle chronischen Erkrankungen und Alterserscheinungen (Netzhaut, Linse, Glaskörper etc.). Meiner Erfahrung nach hilft es in der Anfangsphase dieser Erkrankungen oder unterstützend. Ein ausgeprägter grauer Star sollte operiert werden. Hierbei handelt es sich um Zellextrakte im Sinne eines „Frischzellpräparates“
2. CONJUNCTISAN B Augentropfen: alle akuten Erkrankungen (Bindehaut, Lider Entzündungen etc.). Kann auch hilfreich sein bei allergischen Erscheinungen wie auch beim Heuschnupfen. Hier handelt es sich um ein homöopathisches Präparat.

B

Bauchschmerzen

(siehe unter Magen-Darm)

Bandscheibenbeschwerden:

(siehe auch unter Wirbelsäulenbeschwerden)
Ich würde zu Beginn immer einen guten Chiropraktiker empfehlen. Die besten stehen aber nicht im Telefonbuch und gibt es nicht per Überweisung sondern **WERDEN MEISTENS PER MUNDPROPAGANDA WEITER GEGEBEN** (fragt in der Nachbarschaft oder bei Bekannten).
In meiner früheren Praxis konnte ich einen Schmied empfehlen in der Nähe, der es wunderbar beherrschte. Den Tipp hatte ich auch von Patienten.
Auch empfehlenswert: Akupunktur oder Osteopathie kann nützlich sein.

Bettnässen

nach urologischer Abklärung
4 Mittel: Causticum D3, **Equisetum D6, Clematis D4, Uva ursi D2**.
Ich empfehle Tropfen (alkoholische Lösung), alles mischen zu gleichen Teilen und davon 3x täglich vor dem Essen 3-8 Tropfen je nach Alter. Oder je Mittel 3x täglich 1 Tablette vor dem Essen im Munde zergehen lassen. Wenn Sie Globuli besorgen können, dann 3x täglich je 3 Globuli.

Blähungen

Siehe auch unter Magen-Darm-Beschwerden.

Vor dem Essen einen Tee von **Kümmel, Fenchel** und **Melisse**.
Nach dem Essen 2-4 Stängel **Petersilie** verzehren.

Blasenentzündung/Blasenreizung

(siehe auch Reizblase)
Ohne Befund, das heißt, keine Erreger. Viele (vorwiegend Frauen) Patienten haben immer wieder Blasenbeschwerden oder Reizungen, die nicht immer antibiotisch behandelt werden müssen.
Dulcamara D4 und **Cantharis D4 3**-5x täglich im Wechsel 3 Globuli oder 3 Tropfen.
Dragees **Cystinol Akut** für die Beschwerden sehr gut.
Wichtig sind 2 Richtlinien:
DIE FÜSSE WARM HALTEN!! und VIEL TRINKEN (mindestens 2 Liter), VIEL PINKELN.
Es muss kein Blasen- oder Nierentee sein, Flüssigkeit zum durchspülen ist wichtig. Kaffee und schwarzer Tee sind dafür nicht geeignet.

Blasenschwäche

Man kann den Urin nicht halten oder muss sehr schnell zur Toilette.
Für ältere Damen: **Causticum D4** 2x täglich 5 Globuli 4 Wochen.

Blutfette

Die alten wissenschaftlichen Cholesterin-Regeln sind inzwischen sehr umstritten – mit Recht, wie ich auch glaube. Viele Studien zur Gefährlichkeit erhöhter Blutfette sind nachweislich geschönt worden oder wurden von der Industrie in Auftrag gegeben. Vorsicht vor den chemischen

Blutfettsenkern! Die meisten Blutfetterhöhungen sind KEINE Stoffwechselstörungen, sondern Folge der Lebensweise. Die meisten Werte, um die es geht, bewegen sich zwischen 250 und 350.
Eine Veränderung der Lebensweise sollte auch erfolgen. Von den künstlichen Herzschutz-Margarinen rate ich ab. Wenn, dann Butter oder pflanzliche Margarinen. Wenn Öl, dann Olivenöl, bestes Öl bei erhöhten Blutfetten, aber natürlich auch in Maßen.
Basisbehandlung bei erhöhten Blutfetten auf Dauer: **Fisch** (Lachs, Makrele etc.) oder **Fischöl-Kapseln** (=Omega Fettsäuren) und **UNBEDINGT KNOBLAUCHKUR,** siehe dort.

Blutdruck (hoch=Hypertonie)

keine Tipps. Homöopathisch sehr schwer zu behandeln. Die Hypertonie ist ein konstitutionelles Problem und muss homöopathisch mit Konstitutionsmittel behandelt werden.
Unterstützend zu Ihren Medikamenten: **Knoblauchkur** (siehe dort) und Teezubereitungen aus **Mistel** und **Weißdorn**

Blutdruck (niedrig=Hypotonie)

Meistens keine Krankheit und nicht gefährlich im Gegensatz zum hohen Blutdruck (Hypertonie).
Nach Bedarf oder 1-3x täglich 1 Dosis
Niedriger Blutdruck mit Kopfschmerzen: **Haplopappus D 2**
Niedriger Blutdruck mit Neigung umzukippen: **Korodin Tropfen** (wirkt meistens sofort)
Niedriger Blutdruck mit Herzbeschwerden: **Diacard Tropfen.**
Allgemein auch sehr bewährt: **Gold-Tropfen**.

Brennnessel

Nach dem Kontakt Kompresse oder Tuch mit **Apfelessig** tränken und auf die gerötete und brennende Stelle legen. Mit einem feuchten Handtuch (kaltes Wasser) abdecken.

Bronchitis

(siehe auch unter Inhalation, siehe auch unter Erkältungen, grippaler Infekt, Infektanfälligkeit)

Die besten pflanzlichen Mittel für eine Bronchitis sind **THYMIAN, EFEU** und **ZWIEBELSAFT**.

Rezept für Zwiebelsaft: Es gibt verschiedene Rezepturen, die sich aber ähnlich sind.

4 Zwiebeln in kleine Würfel schneiden mit Wasser auffüllen bis sie bedeckt sind, 3 Esslöffel Zucker, erhitzen und 5 Minuten köcheln, dann 2 Esslöffel Imkerhonig dazu. Zwiebeln wirken nachweislich antientzündlich und antibakteriell. Schleimlösend, mildert die Erkältungserscheinungen.

Kinder: 3x1-3x1/2 Esslöffel

Erwachsene: 3x2 Esslöffel

Für den Reizhusten zur Nacht 1 Esslöffel Honig

Immer gut: Omas **QUARKWICKEL**. Auf ein Bauchwolltuch Magerquark auftragen und auf Brust, Rücken und eventuell Hals legen und mit Handtuch fixieren.

Wenn Sie gerne inhalieren hier ein Rezept: stellen Sie sich **Honigwasser** her (1 Teelöffel Imkerhonig in 3 Esslöffel warmem Wasser auflösen-nicht über 50Grad, sonst werden wichtige Bestandteile des Honigs zerstört—und dazu 15 Tropfen **Propolis Tinktur** geben. In einer Duftlampe Dämpfe erzeugen und sie einatmen.

Brustdrüsenentzündung

Auch bei stillenden Müttern: Umschläge mit **Schwedenkräutern**.
Zur Nacht einreiben mit **NEO BALLISTOL Öl**.
Oder Umschläge mit **Retterspitz.**

C

Cholesterin
(siehe unter Blutfette)

D

Diabetes mellitus
Hier kann man nur unterstützend wirken.
Die Medikamente vom Arzt müssen weiter genommen werden.
Unterstützend mit **TOPINAMBUR**. Am besten als Rohkost (Salat), gibt es aber auch als Saft. Den in der Zeit nehmen, wenn frische Knollen nicht zu kaufen sind. Topinambur kann den Blutzucker bis zu 10% senken, das ist sogar wissenschaftlich belegt.
Topinambur roh und ungeschält, gebraten, gedünstet, gratiniert oder frittiert – Sie haben die Wahl.
Ich persönlich favorisiere ihn roh, aber geschält, mit etwas Olivenöl, Apfelessig, Salz und Pfeffer.
Topinambur wächst in jedem Garten, fast wie Unkraut, und ähnelt vom Aussehen einer Kartoffel.
UND jeder Diabetiker sollte täglich ½ Teelöffel **Zimt** zu sich nehmen (die blutzuckersenkende Wirkung ist wissenschaftlich belegt).
Durchblutungsstörungen bei Diabetes – siehe dort

Durchblutungsstörungen
Tropfen oder Globuli **Ginko biloba D3** (2-3xtäglich 5 Globoli). Am besten für Durchblutungsstörungen des Gehirns.

Bei peripheren Durchblutungsstörungen (Arme, Beine) **2 Mittel:**
Secale Cornutum D6 (2x täglich 5 Globuli) und **Tabacum D6** (2x täglich 5 Globuli)
Bei Diabetikern zusätzlich: **Kreosotum D6** (2x täglich 5 Globuli)
WICHTIG für alle Durchblutungsstörungen:
Immer kombinieren mit **KNOBLAUCHKUR** (siehe dort).
Viele schwören auch auf eine **Sauerstoffbehandlung** mit Ozon (teuer).

Durchfall

1 Apfel schälen und reiben, stehen lassen, bis er etwas braune Farbe angenommen hat, und mit **1/2 Banane** verzehren, 3x täglich, bis der Durchfall besser ist.
Wirkungsvoll ist auch **Heilerde**, die in ein Glas Wasser eingerührt wird, vor oder zwischen den Mahlzeiten trinken (bindet Gifte im Magen Darm Takt)
Cola und Salzbrezel bessern nicht bei Durchfall. Die **Salzbrezel** sind nur deswegen sinnvoll, weil sie den Salzverlust ausgleichen.

E

(Hausapotheke Erkältungen)

Eisenmangel

Selectafer B12 Saft. Im Gegensatz zu vielen Eisenpräparaten gut verträglich und man fühlt sich schneller fit(Eisen und Vitamine), auch für Kinder geeignet.

Ekzem

(siehe unter Hautkrankheiten)

Eiterungen

(siehe unter Abszess)

Enuresis

(siehe unter Bettnässen)

Erkältungen

(siehe auch unter Inhalation)
Bewährtes altes Hausmittel:
Ins Bett, vorher heißes Getränk, dann sehr warm anziehen (z.B. 2 lange Unterhosen, 2 Pullover, Mütze), sehr warm zudecken mit mehreren Decken, Fenster geschlossen, Heizung auf höchste Stufe. Etwa 30 Minuten schwitzen---dann waschen, trocken abreiben und neue Kleidung anziehen. Heizung abstellen, Fenster öffnen, warm zudecken und ruhen, 2-3 Liter Flüssigkeit am Tag. Man sollte nicht nachschwitzen.
Der beste Erkältungssaft zur eigenen Herstellung für Schnupfen, Halsschmerzen und Husten:
Von einem **schwarzen Rettich** oben eine Kappe abschneiden, das Fruchtfleisch aushöhlen, dann das Fruchtfleisch mit 1 Esslöffel **Honig** oder **Zucker** wieder füllen und in den Boden des Rettichs ein Loch bohren, circa 0,5-1cm Durchmesser. Den Rettich mit dem Loch nach unten auf ein Glas stellen und austropfen lassen („den Rettich weinen lassen“). Den Saft in ein Glas füllen und in den Kühlschrank stellen. Täglich 3x1 Esslöffel „Hustensaft“ einnehmen.

die Homöopathische Hausapotheke für „Erkältungen“: hier nach Symptomen geordnet. Alle Mittel sind als Globuli erhältlich. Stündlich 2 Globuli bis zur Besserung, danach 3x täglich 5 Globuli. BESSERUNG muss nach etwa 4 Stunden spürbar sein, wenn es das richtige Mittel ist.

PLÖTZLICHKEIT: plötzlicher Beginn von einer auf die andere Minute auch mit Fieber – **ACONITUM D6** – das Anfangsmittel – „wie aus heiterem Himmel“

Nach ACONITUM folgt oft **BELLADONNA D6** (heißer Schweiß, Patient ist gereizt und wütend)

KOPFGRIPPE: **GELSEMIUM D6** (vorwiegende Beschwerden im Kopfbereich)

GLIEDERSCHERZEN: **EUPATORIUM PERFOLIATUM D4** (alles tut weh, selbst die Haare und die Kopfhaut)

BRUSTGRIPPE: **CAUSTICUM D6** (vorwiegend Hals und Atemwege betroffen)

UNCHARAKTERISCHE SYMPTOME, KRANK, BLASS, FIEBER: **FERRUM PHOSPHORICUM D6** (oft bei Kindern)

VERSUCHEN SIE ES IN DER FAMILIE MIT HOMÖOPATHIE. DAS SCHLIMMSTE, WAS PASSIEREN KANN BEI DIESEN DOSIERUNGEN, IST, DASS ES NICHT WIRKT.

Eine weitere Möglichkeit einer Hausapotheke sind die **SCHÜSSLERSCHEN SALZE**, die auch noch andere Krankheiten und Störungen in der Behandlung vorschlagen. Zu beziehen in der Apotheke oder über das Internet.

Hausapotheken werden aber auch von verschiedenen anderen Firmen angeboten.

Allerdings! Dogmatismus hilft nicht – wenn es nicht wirkt oder Sie sind unsicher: **BITTE DEN ARZT KONSULTIEREN.**

Eines sollten Sie aber wissen:

Fieber ist erst einmal eine erwünschte Reaktion des Körpers. Erst im Fieber kann der Körper eindringende Viren

„verbrennen“ und bei den Erkältungserregern handelt es sich meistens um Viren. Unterstützen Sie auch durch eiskalte Wadenwickel bei Fieber. Bei sehr empfindlichen Patienten können Sie auch warme Wadenwickel nehmen, kalte wirken aber besser. In der Klinik benutzt man Eispackungen bei hohem Fieber.

Als Eltern sind Sie verantwortlich für Ihre Kinder. Ein eingeredetes schlechtes Gewissen oder Angst, etwas falsch zu machen, sind wenig hilfreich. Verlassen Sie sich dann lieber auf Ihr Bauchgefühl. Die Sprüche aus der Umgebung wie „waren Sie noch gar nicht beim Arzt?“ oder „das würde ich nicht auf die leichte Schulter nehmen“ helfen nicht. Sie müssen auch wissen, dass jeder Arztbesuch heute fast immer mit dem Ausstellen eines Rezeptes verbunden ist. Ich kann natürlich nicht pauschal beurteilen, wann jemand zum Arzt gehen sollte. Manchmal ist es aber besser, sich ein paar Tage Ruhe zu gönnen und Hausmittel anzuwenden **UND BEIM KIND ZU BLEIBEN**.

Meiner Meinung nach braucht ein Kind im Beginn eines fieberhaften Infektes vorrangig Mutter, Vater oder Bezugsperson und nicht den Arzt, und der Erwachsene braucht Bettruhe oder Ruhe. Leider reagieren Erwachsenen heute sehr selten mit Fieber bei Erkältungen.

Aus meiner Erfahrung als langjähriger Hausarzt: Wenn Sie bei einem fiebernden Patienten im Notdienst einen Arzt rufen, erhalten Sie in 90% der Fälle ein Antibiotikum (zur „ Abdeckung“ ist das Argument), obwohl Antibiotika bei Viren nicht helfen und meistens im Beginn eines viralen Erkältungsinfektes den Körper nur zusätzlich belasten.

Erschöpfung:

Ich weiß, das ist sehr schwierig aber es lohnt sich ein Versuch mit **VITASPRINT**. Wenn es nach 10 Tagen nichts gebracht hat, dann beenden Sie es, dann wird es auch bei längerer Einnahme nichts bringen. VITASPRINT-Kapseln sind billiger als die Trinkflaschen und wirken genau so gut. Die meisten Erschöpfungszustände haben andere Ursachen als dass sie mit VITASPRINT geheilt werden konnten. Aber nach Infekten oder geistigen Überanstrengungen kann VITASPRINT Wunder wirken.

F

Falten

(siehe unter Hautfalten)

Fersensporn

Beschwerden werden gebessert, auch oft dann wenn der Sporn nicht verschwindet(was auch meistens nicht passiert).
Hekla lava D4 2-3x täglich mindesten 14 Tage

Fettstoffwechselstörung

(siehe unter Blutfette)

Fingernägel

Brüchige Nägel ohne Befund: **Anatherum D1** (2x8 Tropfen)

Furunkel

(siehe unter Abszess)

Fußpilz

Dagegen hilft: Im Sommer barfuß laufen oder die Füße in die Sonne halten, das tötet Pilze.
Fußbad mit **Apfelessig** (3/4 warmes Wasser 1/4 Apfelessig). Die Mischung kann mehrmals benutzt werden. Hinterher oder zur Nacht einreiben mit **Teebaumöl**.
Nagelpilze kommen immer wieder, auch wenn man den Nagel entfernt. Das beste Mittel gegen Nagelpilz: Apfelessig mit Wasser 1:1 mit Q Tipp auftragen.

G

Galleerkrankungen:

Das, würde ich sagen, ist eine Domäne naturheilkundlicher Behandlung. Es gibt eine ganze Reihe von pflanzlichen Mitteln, die man ausprobieren sollte (Hinweise im Internet).
Homöopathisch:
Carduus marianus D6 (eher dick und verstopft), **Chelidonium D6** (eher dünn und dünner Stuhl), beide Mittel können aber auch kombiniert werden. 3x täglich vor dem Essen.
Weiterhin Beschwerden nach einer Gallenblasenoperation (das sogenannte Postcholecystektomie Syndrom):
Mischung von 3 Tropfenarten zu gleichen Teilen : **Taraxacum D2, Eichhornia D2** und **Chelidonium D3**. Davon 3x täglich vor dem Essen 10 Tropfen. Bei schwerem und

schwer verdaulichem Essen abends: zur Nacht extra 10 Tropfen (Gallehauptzeit von der Akkupunkturlehre 23h-1h).

Gastritis

(siehe auch unter Sodbrennen)

Alternativ zu den **H2 Blockern** oder ergänzend: Immer Sodbrennen also viel Säure: Tabletten **Robinia D4** (nach Bedarf im Munde zergehen lassen)

Verkrampfter Mensch mit Sodbrennen und Schmerzen;: **Magnesium phosphoricum D6** (3x2 Tabletten im Munde zergehen lassen ober/und zur Nacht 7 Tabletten in heißem Wasser auflösen und trinken(„**die heiße Sieben von SCHÜSSLER**")

Der nervöse Magenmensch, Sodbrennen, Übelkeit, schlimmer durch Süßigkeiten:

Argentum nitricum D6 (3x5 Tropfen vor dem Essen (eines der wunderbaren Mittel bei Prüfungsangst – siehe dort).

Der Manager, „Workaholic", sitzende Lebensweise, Sodbrennen, meist verstopft, gereizt:

Nux vomica D6 (3xtäglich eine Dosis).

Globuli Ignatia D6 (3x täglich eine Dosis). Ignatia-Menschen sind von Leid und Kummer überwältigt. Meist durch Sorgen oder Kummer ausgelöst, meistens weibliches Geschlecht. Patienten wirken etwas hysterisch, z.B. leiden sie unter Sodbrennen, vertragen aber saure Gurken (Ignatia ist das Mittel der Widersprüche). Ignatia ist auch ein großes Depressionsmittel, wenn es zum Typus passt.

Gelenke

(siehe unter Arthrose, Arthritis)

Gerstenkörner

Auch die immer wieder auftretenden: **Staphisagria D12** (1-2x täglich). Wichtig: auch wenn es nicht bei der ersten Einnahme klappt, beim nächsten Mal wieder behandeln, mit der Zeit werden sie verschwinden. Also bei jedem neuen Gerstenkorn wieder behandeln.

Gesichtshaut

(siehe unter Hautfalten)

Globusgefühl

(siehe Kloßgefühl im Hals)

Grippaler Infekt

(siehe unter Erkältungen oder Magen-Darm-Grippe)

Gürtelrose (Herpes zoster)

Das Problem bei der Gürtelrose sind die möglicherweise sehr starken Beschwerden als Nervenschmerzen, die auch nach der Erkrankung auftreten und viele Jahre anhalten können. Der Erreger ist das Windpocken-Virus. Eine durchgemachte Gürtelrose hinterlässt keine Immunität. Eine Impfung ist möglich.

Mein Tipp: **Besprechen lassen** (kann die späteren gefürchteten Schmerzen vermeiden), so früh wie möglich. Ein erfahrener Homöopath kann ein passendes Mittel finden und verordnen. Auch Akupunktur ist empfehlenswert bei Schmerzen.

H

(homöopathische Hausapotheke)

Haare

Haarausfall, egal ob diffus oder kreisförmig (ein Versuch): 6 Wochen 2x täglich 1 Tablette **THALLIUM ACETICUM D6** und 2x täglich 1 Tablette **SILICEA D6**.
Nur wenn es geholfen hat nach 6 Wochen weiter mit: 2x täglich 1 Tablette **THALLIUM ACETICUM D12** und 1x täglich eine Tablette **SILICEA D12**.
Trockene Haare: Spülungen mit Wasser und frischem Zitronensaft helfen immer.

Halsschmerzen

Gurgeln mit warmer Salzlösung. Oder nehmen Sie Salbeitee, darin **4 Nelken, 2 Esslöffel Honig** und **1 Esslöffel Apfelessig**, damit spülen und gurgeln.
Auch **Quarkwickel** helfen gut (Magerquark auf ein Baumwolltuch auftragen um den Hals legen und mit einem Handtuch fixieren).

Hämorrhoiden

Sehr gut und wirksam: warme Sitzbäder in der Badewanne mit **Eichenrinde**. Die normale und getrocknete Eichenrinde ist besser als die flüssigen Extrakte. Im lauwarmen Wasser etwas auflösen lassen, bis das Wasser bräunliche Farbe angenommen hat.
Sehr gut bei entzündeten und schmerzenden Hämorrhoiden. Wesentlich besser als Kamille. Hinterher unbedingt einreiben mit **NEO-BALLISTOL**- oder **BALLISTOL-ÖL**.

Hausapotheke

(homöopathische Hausapotheke siehe unter Erkältungen)

Natürlich ist das individuell unterschiedlich, ich habe hier zusammengefasst, was ich persönlich als sehr sinnvoll erachte.

Was braucht man unbedingt neben Pflaster, Binden?

NEO-BALLISTOL-Öl (Wunden, Verbrennungen)
JODTINCTUR (Wunden zur Desinfektion)
BIO-KAMILLENTINKTUR oder **BIO-KAMILLENTEE** (Haut, Magen-Darm, Nase, Nebenhöhlen, Atemwege)
HEUBLUMENSÄCKCHEN (Gelenke, Wirbelsäule)
IBEROGAST Tropfen (Magen-Darm, Verdauung)
HEILERDE (lokale Umschläge und innerlich bei Durchfall oder Magen-Darm-Problemen). Heilerde wird seit Jahrhunderten eingesetzt. Es besteht aus vielen Mineralien und wird als Pulver angeboten)
SPLITTER PINZETTE MIT LUPE (zur Fremdkörperentfernung)
RETTERSPITZ-Tinktur
ASPIRIN-Tabletten

Hauterkrankungen

Chronische Hauterkrankungen wie Neurodermitis, Schuppenpflechte, Milchschorf, etc. sind immer Ausdruck einer „inneren Störung“ (Haut ist nur der Spiegel). Ein erfahrener Homöopath kann hier das entsprechende persönliche Mittel (=Konstitutionsmittel) finden.

Vorsicht bei chronischen Hauterkrankungen mit Cortison auf Dauer, schädigt die Haut und wird teilweise aufgenommen und hat dann systemische Nebenwirkungen (Organschäden, Knochen etc.)

Ich kann Ihnen hier nur harmlose, lokale Maßnahmen empfehlen, die Sie anstatt Cortison anwenden können. Probieren Sie das eine oder andere aus. Heilung ist mit

Salben meiner Meinung bei chronischen Hauterkrankungen nicht möglich, **ABER** Linderung. In der Folge nenne ich Ihnen verschiedene Möglichkeiten für die gereizte und entzündete Haut. Mit der einen oder anderen Maßnahme weder Sie sicher gut zurecht kommen

Melkfett (Pflegecreme auf Paraffinbasis).

Neo Ballistol Öl (Petroleumbasis), brennt zu Beginn.

Olivenöl kalt gepresst (extra vergine) möglichst BIO Öl. **WICHTIG:** bei Stiftung Warentest nachsehen, sehr viele Bio-Olivenöle waren im Test schwer belastet!). Um Ihnen einen Begriff zu nennen: Gute Olivenöle kosten für 500ml zwischen 15 und 20€.

Halicar-Salbe (Firma DHU), es gibt sie als normal und sehr fettreich. Halicar-Salbe lindert den Juckreiz.

Heilerde wird in Wasser gelöst und als Umschlag auf die gereizte Haut platziert. Es sollte eine Paste hergestellt und diese auf ein Baumwolltuch gestrichen werden.

Mavena-B12–Salbe, auch bei schuppig-entzündlicher Haut

Eine Mischung vom Apotheker anzufertigen:

Pasta zinci mollis

Lanolin

Eucerin c. aqua

Desitin aa 50,0

Bei Sonnenbrand: siehe unter Sonnenallergie/Sonnenbrand

Hautfalten

Man kann diese Salbe auch zur Hautpflege benutzen.

Vom Apotheker folgende Präparate zur Salbe mischen lassen:

Echinacin Salbe 20,0

Hyaloronsäure Pulver 2,0 Gramm

Aloe vera Salbe 10,0
Avocado Salbe 10,0 oder 10,0 ml Öl
2 Eßlöffel kalt gepreßtes Bio Olivenöl
Zur Nacht in die Haut einmassieren

Hautpflege

Auch für das Gesicht. Reiswasser (Reis kochen, das Wasser abgießen, kalt werden lassen, mit Watte Gesichtshaut einreiben, für klare, glatte Haut).

Herpes (Lippen, Mund)

Wenn die Bläschen schon da sind, wird es nicht mehr helfen, aber trotzdem mit der Behandlung beginnen bis zum Abheilen. Bei jeder neuen Bläschenbildung erneut behandeln. Geduld! Mit der Zeit verliert man die Erkrankung.
Das Mittel: Natrium muriaticum(=chloratum) D12 2x täglich 5 Globuli oder 2x1 Tabletten

Herpes zoster

(siehe unter Gürtelrose)

Herzerkrankungen

Behalten Sie die Einstellung Ihres Arztes unbedingt bei.
Haben Sie trotz der Medikamente Beschwerden, hier eine Auswahl.
DIACARD-TROPFEN: (funktionelle Herzbeschwerden im Sinne von nervösen Beschwerden. Bei Beklemmungsgefühl in der Herzgegend und Schmerzen, niedriger und erhöhter Blutdruck)
BIOMAGNESIN (Lutschtabletten): auch nervöse Herzstörungen, Unruhe und Herzstiche

STRODIVAL: REZEPTPFLICHTIG! Enthält Strophantin und wird von der klassischen Medizin als wirkungslos eingestuft. Bei Angina pectoris. Die Patienten, die es nehmen, sind davon begeistert.

Heuschnupfen

Wir sehen heute sehr viele Erwachsene, die erst im Alter Heuschnupfen-Symptome entwickeln. Die Meinung vieler Therapeuten geht dahin, dass das alles keine echten Heuschnupfenerkrankungen sind, sondern Reaktion auf Umweltsubstanzen, die sich mit Pollen verbinden und dann auch noch beim Allergietest ein falsches Ergebnis liefern. Der Heuschnupfen ist eine Erkrankung des jüngeren Menschen und verliert sich mit dem Alter.

Man hat auch die Beobachtung gemacht, dass viele dieser „älteren Heuschnupfenpatienten" häufig eine Beteiligung der unteren Atemwege zeigen, also im Sinne einer spastischen Bronchitis und Asthma.

Wir haben in der Praxis die Erfahrung gemacht, dass diese „älteren Heuschnupfenpatienten" sehr schnell eine Spastik in den unteren Atemwegen entwickeln, wenn sie chemische Präparate für die Heuschnupfensymptome nehmen.

Eine bewährte Kombination: (alles als Globuli zu erhalten): ALLIUM CEPA D4, EUPHRASIA D4,SABADILLAD4, davon 3x täglich je 4 Globuli. Bei akuten Beschwerden stündlich im Wechsel 2 Globuli.

Sind die unteren Atemwege mit betroffen, zusätzlich: GALPHIA GLAUCA D6, 3xtäglich 5 Globuli.

Auch hier gilt: Linderung muss da sein, dann machen Sie im nächsten Jahr weiter, mit der Zeit verliert es sich.

Hexenschuss

Grundsätzlich helfen Wärme und leichte Bewegungen.
Beim Einsatz von homöopathischen Mitteln kommt es unbedingt auf die Begleitsymptome an!
Bryonia D2 (4-2x 5 Globuli), hier verschlimmert jede Bewegung und lokale Wärme wird nicht vertragen.
Rhus toxicodendron D4 (4-2x 5 Globuli), hier lindert die leichte Bewegung, zu starke Bewegung verschlimmert aber, lokale Wärme lindert.
Valeriana officinalis D6 (3x5 Globuli) Ursachen sind hier Stress, nervliche Überbelastung, Verspannung.
Aconitum D6 (stündlich 3 Globuli), hier tritt der Hexenschuss ganz plötzlich auf. Muss nach 2 Stunden besser werden, sonst Aconitum nicht das richtige Mittel.
Bei chronischen Beschwerden können helfen: Chirotherapie, Osteopathie und Akupunktur.

Homöopathische Hausapotheke

(siehe unter Erkältungen)

Husten

(siehe unter Bronchitis)

Hyperlipidämie (erhöhte Blutfette)

(siehe unter Blutfette)

Hypotonie

(siehe unter Blutdruck niedrig)

I

Impfungen

Zwar sehr, sehr selten, aber gefährlich sind Impffolgen, es gibt sie und das sind nicht nur Reaktionen an der Impfstelle oder Fieber, sondern z.B. eine Hirnentzündung=Encephalitis, Autismus etc. Man sollte zumindest darauf hinweisen.

Vorbeugend 3 Tage vor jeder Impfung und 3 Tage danach täglich 1x 5 Globuli ThujaD12.

Zu Impfungen gibt es verschiedene Meinungen, auch unter Medizinern. Natürlich kann jede Erkrankung, auch die Kinderkrankheiten, zu Todesfällen führen, das ist aber immer noch die Ausnahme, im Straßenverkehr zu Tode zu kommen, ist wahrscheinlicher.

Ich glaube, dass jede durchgemachte Erkrankung das Immunsystem stärkt und zwar nicht nur gegen den aktuellen Erreger, sondern allgemein. Das ist besonders im Kindesalter wichtig, wenn sich das Immunsystem entwickelt und mit der Pubertät abgeschlossen ist. Durchgemachte Masern sind deswegen „wertvoller" als die Impfung.

Ich habe den Eltern immer zu drei Impfungen geraten, weil die Erkrankung in den Fällen schlimmste Folgen hätten. Tetanus (Wundstarrkrampf), Diphterie, Polio (Kinderlähmung).

Jegliche Impfung abzulehnen ist meiner Meinung nach verantwortungslos.

Sie als Eltern sind verantwortlich für Ihre Kinder, kein Staat dürfte sich da einmischen mit einer gesetzlichen

Impfpflicht. Sorgen Sie sich, ja, aber Angst ist nie ein guter Ratgeber.

Infektanfälligkeit

Man ist immer wieder leicht erkältet oder steckt sich sehr schnell an, alle kennen die anfälligen Kinder und auch Erwachsenen, die dann auch sehr oft Antibiotika bekommen und noch anfälliger werden.
Das Mittel ist ECHINACEA (der Sonnenhut). Die Wirksamkeit ist nachgewiesen.
Nehmen Sie das Mittel nicht länger als 6 Wochen, danach kehrt sich der Effekt um (man wird wieder anfälliger). Ich rate zu zwei Kuren im Jahr, z.B. im Frühjahr und Herbst.
Es gibt Echinacin in verschiedenen Darreichungsformen (Saft, Tabletten, Lutschpastillen etc.) als pflanzliches Präparat oder homöopathisch als Echinacea purpurea D2, 2x täglich 8 Globuli, auch für 6 Wochen.
Alternativ oder ergänzend kann man PROPOLIS nehmen (Propolis ist eine von Bienen hergestellte harzartige Masse mit antibiotischer Wirkung, die auch wirksam gegen Viren ist).
Sind die unteren Atemwege (Bronchien, Lunge) immer mit betroffen, zusätzlich:
Tropfen UMCKALOABO (südafrikanische Wurzelart) 3x10 Tropfen nur während der Zeit der Symptome in den Atemwegen.

Inhalation

Manche Menschen möchten gerne bei Erkältungen inhalieren. Ob Sie über einem Topf oder einer Schüssel (Handtuch über den Kopf legen) oder mit einem Vernebler inha-

lieren, ist nicht so wichtig. Es ist auch nicht ganz so wichtig, ob Sie ätherische Öle oder Tees dazu benutzen.
Füllen Sie eine Schüssel halbvoll mit heißem Salzwasser, dazu geben Sie 1/4 Tasse Kamillentee, 1/4 Tasse Salbeitee, 1/4 Tasse Honigwasser (in einem 1/4 Glas Wasser 1 Esslöffel Honig auflösen) und 10 Tropfen Propolis-Tropfen. Legen Sie ein Handtuch über den Kopf, etwa 15 Minuten Dämpfe einatmen. Die Flüssigkeit können Sie aufheben für die späteren Inhalationen. Für einige Menschen sind ätherische Öle zu stark reizend.

Insektenstiche

Es geht hier um die Menschen, die sehr stake lokale Reaktionen nach Insektenstichen haben.
Hier drei homöopathische Mittel, die auch schon vorher bei zu erwartendem Insekten- oder Mückenkontakt genommen werden können.
Lachesis mutus D12, 1x täglich 5 Globuli
Apis mellifica D4, 2-3x täglich 5 Globuli
Ledum palustre D4, 2x täglich 5 Globuli
Auch hier gilt, wenn es nicht beim ersten Mal den Erfolg zeigt, weitermachen, mit der Zeit verliert sich die starke Reaktion.

Ischias (siehe unter Hexenschuss)

J

Juckreiz

(siehe auch unter Hautkrankheiten)

Lokal zur Linderung HALICAR SALBE.

K

Klimakterium (Wechseljahre)

Wechseljahre bedeuten nicht Hormonmangel, sondern Hormonumstellung. Meiner Ansicht nach sollten nur in Ausnahmefällen Hormone genommen werden. Die alternative Medizin bietet eine ganze Reihe von Möglichkeiten, die man versuchen sollte. Versuchen heißt immer, vier Wochen ein Mittel ausprobieren. Ich habe die besten und wirksamsten aufgelistet (Erfahrungen aus der Praxis). Womit Sie beginnen, ist gleich.

ALSIFEMIN KLIMA AKTIV KAPSELN MIT SOJA ISOFLAVONE, 1x 1 pro Tag

Homöopatisch:

KLIMAKTOPLANT N, 3x 1 Tablette pro Tag

Tabletten CEFAKLIMAN S, 3x 1 Tablette pro Tag oder Tropfen CEFAKLIMAN N (3x 8 Tropfen pro Tag)

Pflanzlich:

Tabletten REMIFEMIN PLUS (hormonfreier Extrakt der Traubensilberkerze und Johanniskrautextrakt, 2x1 Tablette pro Tag)

Kloßgefühl im Hals

Medizinisch wird das als das Globusgefühl bezeichnet und kann für den Patienten sehr belastend sein. Ursache ist meist vegetativ.

Globuli Asa foetida D12 (1-2x täglich 5 Globuli)

Knoblauchkur

Die Blutfette werden durch diese Kur nicht gesenkt, aber die Gefäße werden „frisch“ gemacht. Durch die Milch wird der Geruch nach Knoblauch reduziert.

AUSPROBIEREN! - ALTCHINESISCHES KNOBLAUCHREZEPT AUS TIBET:

Folgende Geschichte wird zu diesem Rezept erzählt:: Gefunden wurde dieses altchinesische Rezept von der Kommission der Unesco bei OSR im Jahre 1972 in Tibet.

Das Rezept wurde in alle Sprachen übersetzt und datiert aus der Zeit vier- bis fünftausend Jahre v. Chr.

Faktum ist aber folgendes: Es löst im Organismus Fette und angesetzten Kalk auf, verbessert den Stoffwechsel und die Blutadern werden elastischer.

Folgendenden Krankheiten soll man dadurch vorbeugen: Hypertonie, Herzinfarkt, Stenokardie, Sklerose, Geschwulstkrankheiten, Kopfschmerzen, Kopfrauschen, Verbesserung des Augenlichtes. Beim Einhalten des Rezeptes soll der Organismus um ungefähr 16 Jahre verjüngt werden, sagt man.

Rezept:

350 g Knoblauch schälen, fein zerdrücken oder mixen und in ein Gefäß geben. Dieses wird mit 250 g 90%igen Alkohol übergossen. Das Gefäß fest verschließen und 10 Tage an einem dunklen und kühlen Ort aufbewahren. Danach wird alles durch ein festes Tuch gegossen und durchpassiert. Nach 2 bis 3 Tagen kann mit der Heilung begonnen werden.

Dieses Heilmittel soll mit etwa 5 g Milch eingenommen werden.

Tag Frühstück Mittag Abend

1.	1 Tropfen	2 Tropfen	3 Tropfen
2.	4	5	6
3.	7	8	9
4.	10	11	12
5.	13	14	15
6.	16	14	13
7.	12	11	10
8.	9	8	7
9.	6	5	4
10.	3	2	1
11.	15	25	25

Alle weiteren Tage3 x 25 Tropfen, bis alles verbraucht ist. Dieses Heilmittel darf erst nach 5 Jahren wiederholt werden! Nicht früher!

Kopfschmerzen

Gegen akute Kopfschmerzen hilft fast immer: 1/2 Liter Wasser trinken und in die Schläfen mit Pfefferminzöl einmassieren.

Chronische Kopfschmerzen erfordern immer individuelle Mittel durch einen Homöopathen. Oder versuchen Sie Akkupunktur.

Konzentrationsschwäche

(siehe unter Erschöpfung)

Krampfadern

(siehe unter Venenleiden)

Kreislaufstörungen

(siehe unter Blutdruck und Herzerkrankungen)

L

Lippenherpes

(siehe unter Herpes)

M

Magen-Darm-Beschwerden

IBEROGAST–TROPFEN (3x 20 Tropfen). Als Basismittel bei allen uncharakteristischen Magen-Darm–Beschwerden (Übelkeit, Völlegefühl, Blähungen etc.). Hilft nicht bei Beschwerden durch Geschwüre.

Manchmal kann die zusätzliche oder alleinige Gabe von HEILERDE gut sein.

Blähungen oder auch Blähungskoliken: (siehe auch unter Blähungen)

Kümmeltee oder Tropfen Kümmeltropfen.

Nabelkoliken der Säuglinge und Kinder:

Die Kleinsten leiden oft unter diesen schmerzhaften Blähungskoliken.

3 Mittel. Tabletten Magnesium phosphoricum D6 (1/2 Tablette), Colocynthis D6 (3 Globuli),

Chamomilla D6 (3 Globuli). Alles in etwas Wasser auflösen und in den Mund geben.

Magen-Darm-Grippe

Mit Übelkeit und auch mit Durchfall ECHTROSEPT TABLETTEN (2x 2 Tabletten, wenn es besser wird 2x 1 Tablette für 3 Tage weiter nehmen).
IBEROGAST-TROPFEN (3x 20 Tropfen).
HEILERDE bei Übelkeit und Durchfall unbedingt, alleine oder zu den oben genannten Mitteln.

Magensteine

3x täglich vor dem Essen 1 Glas COLA – 90% lösen sich auf

Menstruationsbeschwerden

(siehe unter Regelstörungen)

Milchschorf

(siehe unter Hautkrankheiten)

Mücken

Es gibt keine verlässlichen Tipps aus der Naturheilkunde zum Einreiben als Mückenschutz. ABER halten Sie Ihr Zimmer frei von Mücken durch Lavendelpflanzen. Mücken meiden den Geruch von Lavendel und wenn möglich auf dem Fensterbrett eine Tomatenpflanze.

Mundgeruch

Keine Krankheit, aber sehr lästig
Globuli Mercurius sulfuratus ruber D12 (1-2x täglich 5 Globuli) kombiniert mit FLORACIT PASTILLEN.

Muskelkater

2 homöopathische Mittel: Globuli Arnica D6 und Globuli Rhus toxicodendron D6. Pro Mittel 5 Globuli 3 x täglich; die Mittel können zusammen genommen werden.

N

Nagelbetteiterung

warme Handbäder mit Lauge aus KERNSEIFE danach verbinden mit ICHTHOLAN SALBE 50%. (siehe aber auch unter ABSZESS)

Nagelbettentzündung

Leinentuch tränken mit RETTERSPITZ und Umschläge machen. Zur Nacht einreiben mit NEO BALLISTOL- oder BALLISTOL-Öl.

Nahrungsmittelunverträglichkeiten

Können zu Magen-Darm-Beschwerden aber auch zu allergischen Reaktionen (Haut und Schleimhäute mit Niesreiz, Brennen der Augen bis hin zur spastischen Bronchitis) führen. Alle Reaktionen sind möglich. Es gibt Fälle von Migräne, die mit Nahrungsmittelunverträglichkeiten in Zusammenhang stehen.

WENN SIE BESCHWERDEN HABEN, DIE URSÄCHLICH IN VERBINDUNG STEHEN MIT DER NAHRUNGSAUFNAHME, EGAL, WIE DIE KRANKHEIT HEISST : **OKOUBAKA**

Auch anzuwenden bei negativem Allergietest, Okoubaka bindet auch toxische und Nahrungsmittelzusätze.

Okoubaka wird aus der Rinde eines afrikanischen Baumes hergestellt. Die Eingeborenen benutzen die Rinde seit Jahrhunderten nach Festen mit Völlerei oder nach verdorbenen Speisen.
Bei leichten, vorrübergehenden Beschwerden (z.B. nach Diätfehler oder Essen im Restaurant).
Globuli Okoubaka D6 (1 - 3x täglich 5 Globuli).
Bei chronischen Beschwerden empfehle ich eine Kur:
4 Wochen Okoubaka D2 (täglich 2x5 Globuli) danach
4 Wochen Okoubaka D4 (täglich 2x5 Globuli) danach
4 Wochen Okoubaka D6 (täglich 2x5 Globuli) danach
4 Wochen Okoubaka D12 (täglich 1x5 Globuli) danach
bei Bedarf mit D12 weiter behandeln.

Narben

Bei stark verdickten Narben 3 Wochen einmassieren mit NEO BALLISTO oder BALLISTOL

Nasenbluten

Wattebausch mit Apfelessig tränken und ins Nasenloch einführen, Eispackung in den Nacken legen, mit Daumen und Zeigefinger die Nasenflügel zusammendrücken und zwar genau dort am Übergang vom Knorpel zum Knochenteil der Nase 3-5 Minuten.
Auch möglich: DERMAPLAST ALGINAT (ist eine blutstillende Watte) ins Nasenloch einführen.

Nebenhöhlen

Grundsätzlich gilt Wärme auf die Nebenhöhlen. Vor eine Rotlichtlampe oder eine 100-Watt-Glühbirne setzen, 3x täglich 15 Minuten.

Inhalation mit Mischung aus THYMIAN, LAVENDEL, KAMILLE. In heißem Wasser lösen. Man kann Tinkturen oder Tees nehmen. Zum Abschwellen: EMSER NASENSPRAY.

Neurodermitis

(siehe unter Hauterkrankungen)

O

Obstipation

(siehe unter Verstopfung)

Offene Beine

Oft bei Venenleiden oder Durchblutungsstörungen.
1x in der Woche warmes Vollbad mit Magnesium sulfat (=Bittersalz). 2 Tassen auf eine Badewannenfüllung.
2x in der Woche Umschläge mit NEO BALLISTOL Öl. Brennt zu Beginn stark! Dieser Tipp kommt von einem Patienten, und ich habe bei zwei Patienten in der Praxis wirklich chronisch offene Beine damit deutlich bessern können.

Ohrenschmerzen

Bitte denken Sie daran, dass dahinter eine sehr, sehr schmerzhafte Mittelohrentzündung stecken kann!
Zwiebelpackung: Zwiebeln klein schneiden und erhitzen, in ein kleines Baumwolltuch wickeln und aufs Ohr legen.
Öl und Apfelessig: einen Wattebausch tränken mit einigen Tropfen Apfelessig und NEO BALLISTOL Öl und vorsichtig in den Gehörgang platzieren.

Osteoporose

Siehe auch unter Wirbelsäule

Grundsätzlich ist es ein Irrtum zu glauben, dass die Einnahme von Calcium-Tabletten zu Kalkeinbau in den Knochen führt. Ich persönlich rate von der Einnahme von Calcium-Tabletten ab, Calcium wird auch woanders eingebaut (Gewebe, Gefäße, Nierensteine).

Schon vor Beginn der Wechseljahre (ab 35) mehr Milcheiweißprodukte zu sich nehmen (Käse, Joghurt, Milch). 2x täglich 1 Tablette Magnesium 500mg (am besten als Magnesiumorotat). Auch dann wenn die Blutwerte von Magnesium normal sind. Magnesium in den Zellen kann man nicht messen. Weitere Ernährungstipps: Brokkoli, mehr Meeresfisch, weniger Fleisch und Wurst.

Sport und Bewegung fördern den Muskelaufbau und die Beweglichkeit.

P

Panaritium

(siehe Nagelbetteiterung)

Pilze

(siehe unter Fußpilz)

Prellungen

(siehe Verstauchungen)

Prostataerkrankungen

Die Prostatavergrößerung im Alter:

Von jeher wussten die Männer, dass sie bei Problemen mit dem „Wasser lassen“ im Alter Kürbiskerne essen sollten. Viele pflanzliche Mittel enthalten bereits Kürbiskernextrakte. Das reicht aber alleine meistens nicht aus. Sehr gut alleine oder zusätzlich sollte man den Tee vom KLEINBLÜTIGEM WEIDENRÖSCHEN trinken. Homöopathisch gibt es eine ganze Reihe von möglichen Mitteln, die aber mein Kriterium 70 bis 90% wirksam nicht erfüllen. Am ehesten wäre zu nehmen: Tabletten Sabal serrulatum D4, 2-3x täglich 1 Tablette.

Bei Prostataentzündung oder Reizung:

Da es hier um psycho-vegetative Ursachen geht, sollten Mittel individuell von einen Homöopathen bestimmt werden. Unbedingt die drei „scharfen Sachen“ meiden (scharfen Sex, scharfen Alkohol, scharfe Gewürze).

Prüfungsangst

Vor der Prüfung, in der Prüfung starke Ängste. Diese Kombination ist Gold wert, denn ich möchte aus der Erfahrung mit Patienten sagen, dass sie in 90% erfolgreich ist.

Etwa 10 Tage vor der Prüfung beginnen:

Morgens vor dem Frühstück 5 Globuli Argentum nitricum D12, abends vor dem Essen 5 Globuli Gelsemium D12.

3 Tage vorher beginnen mit Globuli Strophantus D4 % Globuli vor dem Mittagessen und 5 Globuli zur Nacht.

Pseudokrupp

Pseudokrupp ist eine dramatische und lebensgefährliche Erkrankung und erfordert den sofortigen ärztlichen Einsatz.

Ich schreibe das hier nur wegen einer möglichen Intervallbehandlung. Ich habe meine Tochter damit im akuten Stadium helfen können, indem ich die drei Mittel, die ich Ih-

nen nennen werde, sofort gespritzt habe. Ob die Injektion oder die Einnahme besser ist, kann ich nicht sagen.
Globuli Aconitum D6 1x täglich 5 Globuli, Globuli Spongia D12 1x täglich 5 Globuli, Globuli Hepar sulfuris D6 1x täglich 5 Globuli.
Im akuten Stadium Arzt rufen und bis dahin alle 15 Minuten von jedem Mittel 3 Globuli.
Denken Sie daran, auch wenn es beim ersten Mal nicht wirkt, machen Sie weiter mit der Einnahmen. Nach unseren Erfahrungen verliert sich dann die Krankheit mit der Zeit.

Psoriasis

(siehe unter Schuppenpflechte)

R (Reiseapotheke)

Reflux

Saures Aufstoßen, Säure läuft in die Speiseröhre. 1 Esslöffel Apfelessig in 1 Glas Wasser nach dem Essen trinken. Jeder würde sagen: auf die Magensäure noch Säure dazu? Ja, probieren Sie es aus.

Regelstörung

Unregelmäßige Regel oder Aussetzen der Regel: AGNOLYT-Tropfen oder Kapsel. Etwa über 3 Monate einnehmen. Wirkt es nicht, kann man davon ausgehen, dass es psychische Gründe sind.
Schmerzen vor oder während der Regel:
Tabletten Magnesium phoshoricum D6 von SCHÜSSLER. 3x täglich 2 oder auch stündlich 1 Tablette.

Reiseapotheke

Den einzigen wirklich guten Tipp kann ich für Reisen in südliche Länder oder Tropen geben.
OKOUBAKA D4, 3x5 Globuli täglich (für Magen-Darm-Beschwerden mit Erbrechen oder/und Durchfal , egal, ob durch Unverträglichkeit des Essens, Infekte oder auch durch verdorbenen Speisen).

Reizblase

Immer wieder Harndrang ohne Befund. Sehr oft in den Wechseljahren oder in der Pubertät.
Es gibt 4 Mittel, die Sie bitte vom Apotheker zu gleichen Teilen mischen lassen. Es handelt sich hierbei um Tropfen. Cantharis D4, Capsicum D2, Equisetum D4, Petroselinum D3. 3x täglich 10 Tropfen oder nur bei Bedarf 10 Tropfen.
Diese Mittel gibt es in den genannten Verdünnungen auch als Globuli. Dann müssten Sie von jedem Mittel 3 Globuli 3x täglich nehmen oder bei Bedarf.

Restless Legs

(siehe unter unruhige Beine)

Rheuma

Keine Tipps möglich. Hier muss auch individuell nach den Mitteln gesucht werden. Linderung möglich durch Tipps unter Arthrose/Arthritis.

Rückenschmerzen

(siehe unter Wirbelsäule)

S

Sehnenscheidenentzündung

Umschläge mit Essigsaurer Tonerde oder Magerquark auf einem Baumwolltuch.
Zur Nacht leicht einmassieren mit NEO BALLISTOl oder BALLISTOL

Sodbrennen

Für akutes Sodbrennen hilft sehr gut das Kauen von zuckerfreiem Kaugummi. Empfehlenswert sind Kartoffeln, auch als Kartoffelsaft vor dem Essen, oder auch Heilerde in Wasser gelöst.
Chronisches Sodbrennen siehe auch unter Gastritis

Sonnenallergie/Sonnenbrand

Der Ausdruck Sonnenallergie ist etwas unglücklich, aber es sind allergische Erscheinungen nach Sonnenkontakt.
Sehr gut ist vor einer Reise in südliche Länder: 10 Tage vor der Reise oder dem Sonnenkontakt täglich 1 Trinkampulle Frubiase Calcium.
Bei Sonnenbrand sehr gut Calendula-Salbe.

Sonnenschutz

Siehe auch unter Sonnenallergie. Dort finden Sie auch die Vorbereitung des Körpers auf die Sonnenexposition.
Ernährung: mehr Brokkoli (besitzt nachweislich Schutzfaktoren gegen UV Strahlung). Übrigens ist die Vitamin-D-Bildung bei Anwendung von Sonnenmilch nicht möglich.

Die Südländer benutzen übrigens eine Mixtur, die meiner empfohlenen Mischung ähnlich ist.
Eigene Sonnencreme (eine giftfreie Alternative):
1 Esslöffel Brokkoli Extrakt oder Tinktur (Internet)
1 Esslöffel Olivenöl
1 Esslöffel Sesamöl
1 Esslöffel Kokosöl
20 Gramm Zinkoxid Pulver
mit dem Saft einer Zitrone vermischen und
damit die Haut einreiben und oft wiederholen.

Sch

Schlafstörungen

Auch hier gibt es keine Tipps, die Mittel müssten individuell bestimmt werden.
ABER: Ich kann nur empfehlen, bei Menschen mit Schlafstörungen auch elektronische Geräte aus dem Schlafzimmer zu entfernen (Fernseher, Radios, elektronische Wecker, Handys, PCs etc.).
Wecker mit Batterie sollten vom Kopf etwa 2 Meter entfernt sein.
Es gibt nachweislich Menschen, die sehr empfindlich auf elektromagnetische Felder reagieren. Beworbene Geräte zur Entstörung haben meiner Ansicht keinen Sinn. (Wir haben einige ausprobiert und Patienten ebenfalls.)

Schluckauf

1 Tasse kalte Milch mit 2 Prisen Anis sofort austrinken.
Homöopathisch: Tabletten Magnesium phoshoricum D6 von Schüssler, 1 Tablette evtl. alle 15 Minuten und 1 Tablette Cuprum metallicum D6 1x1 Tablette und Globuli Belladonna D3 1x 5 Globuli.

Schulschwäche

Unkonzentriert, müde, abgelenkt, Pubertät. Zwei homöopathische Mittel versuchen. Obwohl mein Kriterium 70 bis 90% wirksam hier nicht stimmt, gebe ich diese Mittel trotzdem an, weil das Symptom weit verbreitet ist.
Globuli Acidum phoshphoricum D4 und Globuli Kalium phosphoricum D4. Von jedem Mittel 2x täglich 5 Globuli vor dem Essen

Schnupfen

(siehe auch unter Erkältungen)
1 Teelöffel Salz in 250 ml warmen Wasser auflösen, in eine Nasendusche (in der Apotheke erhältlich) füllen und in die Nase geben und dann hochziehen.

Schuppenpflechte (Psoriasis)

Lokal: Rubisan-Salbe, siehe auch unter Hauterkrankungen

Schwindel

Natürlich nach Ausschluss organischer Krankheiten!
EIN HINWEIS EINES ÄLTEREN THERAPEUTEN: Schwindel kann auf Krankheiten im Gallesystem hinweisen.
Altersschwindel (also eher auf Grund von Durchblutungsstörungen):
Lassen Sie sich vom Apotheker Tropfen zu gleichen Teilen mischen: Barium jodatum D6, Cocculus D6, Conium D6. Davon nehmen Sie vor jeder Mahlzeit 3x täglich 10 Tropfen. Bei Besserung 1x täglich 10 Tropfen.
Schwindel des Kreislaufs (also eher vom niedrigen Blutdruck):
Globuli Veratrum album D6. Bei Bedarf 1-3x täglich 5 Globuli.
Schwindel der Augen:
Globuli Causticum D6. !-3x täglich 5 Globuli.
Schwindel nach Trauma (Verletzung der Halswirbelsäule, also z.B. nach einem Schleudertrauma).
Globuli Arnica D6 und Globuli Gelsemium D6. Von jedem Mittel 3x täglich 5 Globuli. Ist der Effekt nicht ausreichend, sollten Sie zusätzlich nehmen: Globuli Hypericum perfolia-

tum D6 2x täglich 5 Globuli, besonders dann, wenn die Kopfschmerzen hartnäckig sind.
Sehr häufige Ursache von Schwindel ist die Halswirbelsäule.

Schwitzen/Schweiß

Zur Nacht die stark schwitzenden Körperteile mit Apfelessig einreiben und einwirken lassen.
3x täglich 1 Tasse Salbeitee
Unterdrücken Sie auf keinen Fall das Schwitzen durch Medikamente. Schwitzen ist eine normale Körperfunktion und hat ihren Sinn.

T

Tendovaginitis

(siehe Sehnenscheidenentzündung)

Thrombose Bein

(siehe unter Venenleiden)

Tränensäcke

Aus dem Eisschrank oder Gefrierfach Gurkenscheiben auf die Augen legen. Sie können aber auch Apfelstücke aus dem Eisschrank auflegen, die wirken genau so gut wie Gurkenscheiben. Zur Nacht die Haut um die Augen mit Echinacin-Salbe einreiben.

U

Ulcus cruris

(siehe offene Beine)

Unruhige Beine

Man kann die Beine nicht ruhig halten, hat große Unruhe in Beinen und Füßen: Globuli Zincum valerianicum D3 oder in D6 3x täglich 5 Globuli oder nur bei Bedarf. Hilft sehr sicher!

V

Vegetative Störungen

Keine allgemein verbindlichen Tipps. Das erfordert auch die individuelle Mittelwahl durch einen Homöopathen.
Versuchen können Sie es zwei Wochen mit einem reinen Zink- und Magnesiumpräparat.

Venenleiden

Ob Entzündung, Thrombose oder Schwellung der Beine bei Krampfadern – gut sind sicher Blutegel-Salben. Sie enthalten den Wirkstoff Heparin. Wenn Sie sich für eine Salbe entscheiden, dann sollte sie genug Heparin enthalten, am besten sind 100.000 -150.000 I.E. Heparin.
Besser auf jeden Fall, besonders bei Entzündungen, wären echte Blutegel.
So geht das: Sie bestellen die Blutegel in der Apotheke. Entweder fragen Sie in der Arztpraxis, ob das dort möglich ist, oder Sie machen das selber zu Hause. Die Stellen müs-

sen rasiert sein. Nehmen Sie die Egel aus der Nährlösung und legen Sie sie mit dem Kopf an die schmerzenden oder geschwollenen Stellen, Sie können 3 bis 5 Egel pro Sitzung nehmen. Zu Beginn fallen sie oft wieder ab, immer wieder ansetzen. Die Egel saugen sich dann mit Blut voll und fallen dann von selbst ab. Sie können Sie wieder in die Nährlösung legen und weiter benutzen oder töten.
1-2x pro Woche reicht.

Verbrennungen

Hier geht es um die Verbrennungen im Alltag.
Ich weiß, dass mir viele Kollegen nach diesem Tipp am liebsten die Zulassung als Arzt entziehen würden, denn diese Anwendung gilt in der Medizin als grober Fehler. Trotzdem gebe ich den Tipp weiter, weil er sehr gut ist. Er stammt von einem Patienten und von einem Bekannten.
Folgende Geschichte dazu: Der Patient arbeitete als Kfz-Mechaniker und in der Werkstatt kam es häufiger zu Verbrennungen (Auspuff, Motor). Es war allgemein üblich, dann sofort Motoröl auf die Verbrennung zu gießen, es linderte den Schmerz und heilte besser und schneller ab.
Probieren Sie es aus. Sie können natürlich Motoröl nehmen oder Ballistol oder das gereinigte, medizinische Öl NEO BALLISTOL. Die wirksame Substanz ist wahrscheinlich das Petroleum. ALSO bei Verbrennungen sofort die Stellen unter kaltes Wasser halten und dann mit Ballistol einreiben, es brennt zu Beginn stark. Entweder so belassen oder locker verbinden mit einer Mullbinde. Eventuell am nächsten Tag noch einmal Ballistol auf die Wunde. Es heilt sehr schnell. Blasen sollten aber geöffnet werden, damit das Sekret abfließen kann, dann wie beschrieben einreiben.

Ballistol hilft auch sehr gut bei allen anderen Wunden (siehe dort). Für mich ist Ballistol ein wichtiges Hausmittel.

Verstauchungen

Ob Prellungen, Verstauchungen oder Blutergüsse durch Verletzungen, dagegen gibt es zwei homöopathische Mittel: 2-3x täglich 5 Globuli Arnica D6
und 2-3x täglich 5 Globuli **Bellis perennis D4**
oder/und
Lokal Umschläge mit Essigsaurer Tonerde mit Wasser verdünnen 1:10 und auf einem Baumwolltuch. Wenn das nicht schnell Linderung gibt, Umschläge mit Retterspitz.
Zur Nacht bitte immer einmassieren mit **NEO BALLISTOL** oder **BALLISTOL**.

Verstopfung

Vorsicht vor der langfristigen Anwendung von Abführmittel, das betrifft AUCH PFLANZLICHE ABFÜHRMITTEL.
Haben Sie lange Abführmittel genommen, müssen Sie mit den angegebenen Tipps sehr geduldig sein, und es ist grundsätzlich die Frage, ob der träge Darm wieder „in Gang kommt".
Es gibt eine ganze Palette von möglichen Maßnahmen, die man auch kombinieren kann.
Unbedingt tägliche Bewegung an der frischen Luft, Sport oder spazieren gehen.
Flohsamen oder Leinsamen (1-3x täglich 2 Esslöffel in 150ml kaltem Wasser etwa 30 Minuten quellen lassen, Wasser abgießen und einnehmen. Etwa 500ml Wasser nachtrinken).

Eine Handvoll Backpflaumen über Nacht in Wasser quellen lassen und morgens essen.
1-3x täglich ein Esslöffel Milchzucker.
1x täglich 1 Esslöffel Schwedenkräuter in 1 Glas lauwarmen Wasser trinken.
Säfte wie Pflaumensaft, Sauerkrautsaft
Morgens auf nüchternen Magen 1 Glas Wasser mit 1 Esslöffel Imkerhonig und 1 Esslöffel Apfelessig
oder Homöopathisch **zwei Mittel:**
Morgens 5 Globuli Nux vomica D12, abends 5 Globuli Graphitis D12. Mindestens 14 Tage einnehmen!

W

Wadenkrämpfe

Hier die einzige Hochpotenz die ich nenne: Globuli Cuprum metallicum D30. Bei Bedarf 1x5 Globuli. Wenn Sie keine Hochpotenzen möchten, geht es auch mit Globuli Cuprum metallicum D12, 2x täglich 5 Globuli. Wer unter immer wiederkehrenden Wadenkrämpfen leidet, hat meist einen Magnesiummangel. Blutwerte sind fast immer normal.
Am besten ein Magnesiumpräparat, 1 Tablette 500mg einer Magnesiumorotat-Verbindung.

Warzen

Es gibt auch hier einige empfehlenswerte Möglichkeiten bei chronischen Warzen. Sehr große Warzen sollten chirurgisch entfernt werden.

Durch Viren entstehen Warzen, aber auch eine psychische Komponente wird diskutiert. Es gibt dazu folgende bemerkenswerte Geschichte eines Patienten. Sein Sohn litt an sehr vielen Warzen. Der Vater dachte sich folgende Geschichte aus, und er erklärte seinem Sohn folgendes: „Immer bei Vollmond musst du deine Warzen mit Spucke einreiben, den Vollmond ansehen und 3x sagen „Warzen verschwindet" und das musst du 3x machen."
Die Warzen sind wirklich verschwunden! Versuchen Sie es!
Denken Sie sich eine „geheimnisvolle" Geschichte aus, untermauern Sie das mit der Erklärung, dass Sie das gelesen haben und empfehlen Sie das dann.
Das besprechen lassen von Warzen kann auch helfen.
Für lokale Anwendungen rate ich zu THUJA-EXTERN-Tinktur (mit Wattestäbchen die Warzen betupfen oder nachts mit Pflaster fixieren)
oder
Schöllkraut (Chelidonium): mit dem Saft aus dem Stängel der Pflanze die Warze einreiben, es gibt das Schöllkraut auch als Chelidonium-Tintur zum Auftragen. Am besten auch zur Nacht anwenden und mit Pflaster abdecken.

Wechseljahre

(siehe unter Klimakterium)

Wimpern

Fallen vermehrt aus, zum besseren Wachstum: Teebeutel Grünen Tee bereiten. Mit dem Beutel die Wimpern betupfen. Führt zu mehr Wimpernwachstum.

Wirbelsäule

(siehe auch unter Hexenschuss oder Osteoporose).
Grundsätzlich gilt als positiv Wärme und Bewegung. Denken Sie daran: Massagen können zwar lindern, sind aber passive Maßnahmen.
Ein Tipp von mehreren Patienten: immer eine Kastanie in der Hosentasche bei sich tragen.
Zum Herbst sich eine neue Kastanie suchen.
Ich habe es probiert und kann sagen, dass meine Rückenbeschwerden zu 80% besser geworden sind, ohne dass ich andere Medikamente genommen habe. Sie sind nicht weg, aber deutlich besser.
Holunderbeertee lindert die Muskelverspannung, nicht die Schmerzen.
Bei chronischen Beschwerden können helfen; Chirotherapie, Osteopathie und Akupunktur

Wunden

Desinfizieren mit Jod, ABER zum Heilen hilft sehr gut: Wunde mit NEO BALLISTOL einreiben, mit Pflaster oder Binde abdecken und am nächsten Tag eventuell wiederholen.
Schlecht heilende Wunden: Puderzucker auf die Wunde und einwirken lassen. Zur Nacht Verband mit BALLISTOL oder NEO BALLISTOL.

Wutausbrüche

Bei Erwachsenen schwierig, erfordert eine individuelle Mittelbestimmung.
Bei Kindern sehr wirkungsvoll: Globuli Stramonium D6. Bei Bedarf 1x 3 Globuli.

Z

Zahnbehandlungen

Haben Sie einen größeren Zahneingriff geplant, dann sollten Sie drei Tage vorher und drei Tage hinterher täglich 3x1 Tablette TRAUMEEL nehmen. Weniger Blutung, weniger Schwellung, weniger Schmerz.

Zahnbelag

Auch geeignet für Zahnstein.

3x in der Woche Backpulver auf die Zahnbürste und kräftig die betroffenen Zähne putzen.

Walnussschalen in etwa 200ml Wasser 30 Minuten kochen. Zahnbürste in das Wasser tauchen, 1 Tropfen Teebaumöl dazu und die Zähne damit putzen, auch mehrmals am Tag.

Zahnfleischentzündungen

Spülungen mit Myrrhentinktur (10 Tropfen auf ein Glas Wasser), mehrmals am Tag damit den Mund ausspülen und einige Minuten im Mund behalten.

Zahnschmerzen

Sie können den Zahnarzt nicht erreichen. Mit dem schmerzenden Zahn auf einer Gewürznelke kauen.

Homöopathisch: Tropfen Mercurius vivus D6. Bei Bedarf 3 Tropfen, auch stündlich.

Zahnungsbeschwerden Kleinkinder

Hilft sehr zuverlässig: Globuli Chamomilla D6 .3x täglich 3 Globuli oder bei Bedarf stündlich 3b Globuli

Zuckerkrankheit

(siehe unter Diabetes mellitus)

Zungenbrennen

Sehr lästig und meistens ohne Befund oft auch in den Wechseljahren.

Globuli Gelsemium D6 (2-3x täglich 5 Globuli)

Oder/und **Globuli Lachesis mutus D12** (1-2x täglich 5 Globuli)

Stichwortverzeichnis